www.ingramcontent.com/pod-product-compliance
Lightning Source LLC
Chambersburg PA
CBHW051354280526
45784CB00007B/2956
9781082582509